Generis
PUBLISHING

Complicaciones en el implante TAVI

Prevención, resolución y morbi-mortalidad asociada

Dra. Pilar Garrido-Martín

Title: **Complicaciones en el implante TAVI**

Prevención, resolución y morbi-mortalidad asociada

ISBN: 979-8-89966-040-5

Author: Dra. Pilar Garrido-Martín

Cover image: www.pixabay.com

Publisher: Generis Publishing
Online orders: www.generis-publishing.com
Contact email: info@generis-publishing.com

Complicaciones en el implante TAVI. Prevención, resolución y morbi-mortalidad asociada

Complications in the TAVI implant. Prevention, resolution and associated morbimortality

Dra. Pilar Garrido-Martín

Cirujano Cardiovascular. Hospital Universitario de Canarias. Tenerife. España

C/ Jacinto Alzola Cabrera 10 A

San Cristobal de La Laguna 38208 Tenerife

Movil: 609096803

Email: doctoragarrido@gmail.com

N° palabras: 8621

Contenido

RESUMEN

Introducción y objetivos: La EA degenerativa es la patología valvular más frecuente en la población mayor de 65 años, con una incidencia de 2-7%. Actualmente el implante de TAVI se está transformando en una terapia estándar en pacientes sintomáticos con EA. El procedimiento de implante valvular aórtico transcatéter TAVI se asocia a tasas relativamente altas de complicaciones, que pueden ser graves. *El objetivo* de este trabajo eshacer una puesta al día y descripción detallada de las complicaciones más importantes del TAVI en cuanto a etiología, prevalencia, diagnóstico, pronóstico, prevención y tratamiento. *Métodos*: Revisión bibliográfica de la evidencia actual sobre las complicaciones más importantes del implante valvular aórtico transcatéter, su prevención y resolución. *Resultados:* los trastornos del ritmo, las complicaciones vasculares, la regurgitación protesica, la perforación cardiaca, son entre otros algunas de las posibles complicaciones que aparecen en 2-10 % de los casos, y se asocian a un aumento de la mortalidad de hasta 2 o 3 veces, se describen su prevención y resolución. *Conclusiones:* Las complicaciones del TAVI son frecuentes y a menudo graves, por lo que es fundamental conocer los factores predisponentes y las estrategias de prevención y tratamiento de las mismas. La selección cuidadosa y responsable de los pacientes, infraestructura de alta calidad, entrenamiento y acreditación formal, colaboración multidisciplinaria y la concentración de la experiencia son fundamentales para un pronóstico óptimo y una disminución de las posibles complicaciones.

Palabras clave: Prótesis valvulares transcatéter, Estenosis aórtica, complicaciones, tratamiento

ABSTRACT

Introduction and objectives: Degenerative AS is the most frequent valvular pathology in the population over 65 years of age, with an incidence of 2-7%. Currently, TAVI implantation is becoming a standard therapy in symptomatic patients with AD. The TAVI transcatheter aortic valve implantation procedure is associated with relatively high rates of complications, which in some cases can be serious. The aim of this paper is to provide an update and detailed description of the most important complications of TAVI in terms of prevalence, etiology, diagnosis, prognostic impact, prevention, and treatment. *Methods*: This paper reviews the current evidence of the most important complications of transcatheter aortic valve implantation, their prevention and resolution. *Results*: rhythm disorders, vascular complications, prosthetic regurgitation, cardiac perforation... are some of the possible complications described, their impact, as well as their prevention and resolution, among others. *Conclusions*: TAVI complications are frequent and often serious, so it is essential to know the predisposing factors and the best prevention and treatment strategies for them. The careful and responsible selection of patients, high-quality infrastructure, formal training and accreditation, multidisciplinary collaboration, and concentration of experience are essential for an optimal prognosis and a reduction in possible complications.

Keywords: Transcatheter aortic valve implantation, aortic stenosis, complications, treatment

Introducción

La estenosis aórtica (EA) degenerativa es la enfermedad valvular cardíaca adquirida, más frecuente en la población de edad avanzada. Su prevalencia en mayores de 80 años es >4%. En los pacientes sintomáticos el remplazo valvular aórtico ha sido el tratamiento de elección durante los últimos 40 años, pero entre un 30 y 60% de los casos son considerados de muy alto riesgo para ser sometidos a una cirugía abierta.

El tratamiento de la valvulopatía aórtica transcatéter (TAVI) comienza en el año 2002, con Cribier[1], con un paciente en situación crítica, rechazado para la cirugía convencional.

Los resultados a nivel mundial y los rápidos avances de la tecnología han determinado una expansión de la técnica, para pacientes mayores y/o con importante comorbilidad.[2.]

Actualmente son principalmente dos tipos de válvulas las que demostraron la viabilidad y eficacia; la prótesis balón-expansible, Sapien EdwardsTM así como la válvula auto-expansible CoreValveTM, ahora Medtronic CoreValveTM.

Sin embargo, los procedimientos TAVI no están libres de complicaciones y tienen un escaso margen de error. Las complicaciones mayores aparecen en un 2-8 % de los casos, y se asocian a un aumento de la mortalidad de hasta 2 o 3 veces [3].

Además, alguna de estas complicaciones no son riesgo-dependiente, es decir, pueden aparecer de forma inesperada en pacientes de bajo riesgo con una muy buenaalternativa con cirugía convencional. Las expectativas son, además, que en el futuro se trate a pacientes más jóvenes y con menos comorbilidades.

Conocer las características de cada prótesis y las complicaciones del implante valvular aórtico transcatéter (TAVI) es fundamental tanto para el cirujano o cardiólogo intervencionista como para el especialista en imagen, dado el importante papel de esta técnica en la práctica actual y futura y la necesidad de un manejo multidisciplinario de los pacientes. Desde los primeros implantes se ha avanzado mucho en el diseño de dispositivos y en la prevención y el tratamiento de las complicaciones, pero estas siguen siendo frecuentes, por lo que es preciso conocer sus factores etiológicos y las mejores estrategias de prevención y tratamiento.

Objetivos

El objetivo de este trabajo es hacer una puesta al día y descripción detallada de las complicaciones más importantes del TAVI en cuanto a prevalencia, etiología, diagnóstico, impacto, pronóstico, prevención y tratamiento.

Métodos

Se ha hecho una revisión bibliográfica sistemática y exhaustiva de diferentes estudios y registros para mostrar la tendencia evolutiva en la prevalencia y la gravedad de cada complicación durante los últimos años y de ellos hemos obtenido elementos claves predictores de complicaciones.

Se han utilizado las definiciones actualmente aceptadas de los criterios del *Valve Academic Research Consortium* (VARC)[3], ya que es la recomendación actual de las sociedades científicas.

Elementos claves de prevención a considerar antes del implante

1. Evaluación del paciente

La evaluación del candidato a TAVI es un proceso complejo que involucra una evaluación multidisciplinaria. El Heart Team es el equipo multicisplinar encargado de analizar cada caso y decidir la conducta terapéutica más adecuada para cada paciente, trabajando codo con codo cardiólogos, ecocardiografistas, hemodinamistas y cirujanos. La valoración geriátrica integral mejora los resultados actuando sobre las situaciones modificables de fragilidad [4].

2. La importancia de las técnicas de imagen en la planificación transcateter aórtica

Las técnicas de imagen tienen un papel fundamental para conseguir excelentes resultados en el implante de las prótesis TAVI [5,6,7,8]. La ecocardiografía transtorácica (ETT) diagnostica la gravedad de la estenosis aórtica y la presencia de valvulopatías asociadas, valora la morfología y la función del ventrículo izquierdo y determina el diámetro del anillo aórtico, de la aorta y la protrusión del tabique interventricular en el tracto de salida del VI, el derrame pericárdico y la arteriosclerosis aórtica complicada, para poder comparar si aparecen complicaciones durante o tras el procedimiento.

Por ETE, se deberá descartar la presencia de una válvula aórtica bicúspide. El TAVI puede estar limitado si la válvula es bicúspide debido a que se asocia a un riesgo elevado de fuga paravalvular o embolización de la prótesis.

La TCMD permite definir mejor el tamaño del anillo aórtico, la calcificación valvular, la distancia entre las coronarias y el anillo aórtico y la idoneidad de la vía para implantar la prótesis. También, nos da las mediciones del anillo aórtico, sobre todo del área y perímetro, así como de los diámetros máximo- mínimo y medio [6,7].

El estudio de la raíz aórtica debe incluir:

a) Anular aórtico: se define como el contorno luminal dentro de un plano virtual alineado con los puntos de unión más basales de las tres cúspides de la válvula aórtica.

b) Zona de implante: comprende las cúspides de la válvula, el anillo aórtico y el LVOT. La presencia de calcificación a dicho nivel (dentro del plano anular y subanular (de 4 a 5 mm superiores de la TSVI) se asocia con un mayor riesgo de insuficiencia paravalvular. Los nódulos grandes que sobresalen de la calcificación aumentan el riesgo de ruptura anular.

c) Altura ostial coronaria y evaluación de los Senos de Valsalva: La TC es el estándar de oro para la determinación del riesgo de oclusión coronaria. La baja altura del ostial coronario (<10mm) desde el anillo y el diámetro medio de los senos seno de Valsalva <30 mm connota un mayor riesgo de oclusión coronaria. Sin embargo, no hay un umbral absoluto en el que el procedimiento deba considerarse contraindicado y la altura ostial coronaria no debe considerarse como una medida aislada del riesgo de oclusión. Más bien, los valores derivados para la altura coronaria y la anchura de los senos de Valsalva, las dimensiones anulares, las dimensiones generales de la raíz y el tamaño elegido de la prótesis a implantar deben interpretarse en el contexto.

d) Unión sinotubular: El diámetro y la altura de la unión sinotubular son medidas relevantes para identificar anatomías de riesgo.

e) Aorta ascendente : La aorta ascendente debe evaluarse para detectar la presencia de calcificaciones, estenosis o aneurismas que entrañan riesgos añadidos al procedimiento.

f) Curva de proyección óptima: El TAVI se realiza con angulaciones fluoroscópicas que proporcionan una vista coplanar del anillo aórtico. La TC identifica estas angulaciones "óptimas".

g) Análisis de acceso vascular: Los factores de riesgo para las complicaciones vasculares son un diámetro externo de la vaina que excede el diámetro mínimo de la arteria, la calcificación moderada o grave y la tortuosidad del vaso.

3. Tamaño del anillo valvular aórtico

Uno de los aspectos fundamentales en la selección de los pacientes candidatos a TAVI es determinar el tamaño del anillo valvular aórtico y, por lo tanto, el tamaño de la prótesis que se debería implantar. Las imágenes del TCMD y de la ETE 3D muestran que el tracto de salida del VI y el anillo aórtico tienen una morfología elíptica [8]. Esta excentricidad del anillo puede condicionar que se subestime el tamaño de la prótesis, lo que implica mayor riesgo de fuga paravalvular. Algunos estudios han definido el índice de excentricidad como predictor de fuga paravalvular, un índice de excentricidad > 0,25 se relacionó con una probabilidad alta de fuga paravalvular significativa [5].

Cuando se selecciona una prótesis de tamaño menor que el adecuado, existe el riesgo de que se produzca una fuga paravalvular significativa o una migración de la prótesis. Cuando se sobredimensiona el tamaño de la prótesis, se puede condicionar una fuga intravalvular por distorsión de los velos, una rotura aórtica o un trastorno de la conducción[5].

4. Valoración de las sigmoideas y del calcio valvular

La TC es la técnica de imagen de elección para la detección y la cuantificación de calcio. El grado de calcificación de los velos aórticos se correlaciona significativamente con el riesgo de complicaciones. Así, el grado de calcificación subanular se ha correlacionado con la rotura del tracto de salida o del anillo[5].

La fuga paravalvular tras el despliegue de la prótesis puede ser consecuencia de los nódulos de calcio de los velos o las comisuras. La prótesis no es capaz de aplastar los mazacotes de calcio contra la pared aórtica, y quedan unos canales residuales entre el calcio incluso después de realizar un segundo inflado o balonización de la prótesis. La calcificación comisural tiene más riesgo de fuga residual que la calcificación del borde libre de los velos.

5. Valoración de la raíz aórtica y arterias coronarias

Antes del procedimiento, la TC permite determinar con exactitud la altura real del origen de las arterias coronarias sobre el plano del anillo valvular y el tamaño de la raíz aórtica [5,6,7]. Igualmente, la longitud de los velos coronarios, así como la profundidad de los senos valvulares, son datos importantes para planificar la estrategia durante el implante y evitar el riesgo de obstrucción de la coronaria, más frecuentemente, por oclusión del velo coronario izquierdo por la parte superior de la prótesis. Así, una distancia anillo aórtico-ostium de la coronaria izquierda < 10-11 mm se considera contraindicación para el implante de la prótesis E. SAPIEN.

6. Predicción del plano de implantación

La naturaleza tridimensional de los datos de la TC permite valorar la posición del anillo dentro del paciente desde la posición neutra y modificar la angulación craneocaudal y lateral de la proyección hasta obtener un plano perfectamente transversal al del anillo. La posición ideal es la que alinea los bordes inferiores de las cúspides de los tres senos con el seno derecho. Con este método se puede evitar el aortograma inicial, lo que resulta en una reducción de la duración del procedimiento, de volumen de contraste y la tasa de nefropatía y una tasa de implante óptimo superior.

7. Elección de la vía de implante

La TCMD permite realizar un estudio de toda la anatomía vascular relevante al TAVI. Además, permite valorar el diámetro luminal mínimo de los segmentos arteriales involucrados, así como el grado de tortuosidad y la calcificación, parámetros que se correlacionan con el riesgo de complicaciones vasculares[5,6,7]. Las angulaciones entre segmentos iliacos > 90°, las calcificaciones vasculares con afección completamente circunferencial o en herradura, las placas ateromatosas complicadas, la disección segmentaria y los aneurismas aórticos se consideran contraindicaciones para el abordaje transfemoral. Una relación entre el diámetro externo del introductor del dispositivo y el diámetro luminal mínimo de la arteria ≥ 1,05 se ha relacionado con un aumento de las complicaciones en el acceso y la mortalidad a 30 días [5].

En el abordaje transapical, la TCMD permite valorar la relación del ápex ventricular con el punto teórico de entrada y el ángulo entre el trayecto ventricular y la raíz aórtica, mientras que en el abordaje transaórtico permite descartar afección (dilatación o calcificación) de la zona de punción y valorar las estructuras subyacentes a la zona teórica de incisión (localización de puentes aortocoronarios)

8. Monitorización durante el implante

Tanto la ETE como la fluoroscopia y la angiografía facilitan una correcta monitorización del procedimiento, son de gran ayuda para optimizar el posicionamiento y el despliegue de la válvula. La ETE 3D tiene ventajas sobre la ETE 2D porque permite una mejor visualización de la guía, el catéter, el balón y la válvula. La ETE 3D, no solo confirma el tamaño del anillo aórtico, sino que es fundamental para verificar la adecuada posición de la prótesis y el grado de regurgitación residual y descartar posibles complicaciones durante el procedimiento[8].

Complicaciones en el uso de prótesis transcateter aórtica tavi

1. Trastornos de Conducción

Tras un TAVI, el trastorno de conducción (TCAV) más frecuente es el bloqueo de la rama izquierda del haz de His (BRIHH), con una frecuencia que oscila entre el 7 y el 18% con la SAPIEN® y del 29 al 65% con CoreValve®[9-15]. Esta variabilidad obedece, entre otros, a los distintos métodos de evaluación del trastorno. Estas alteraciones de conducción llevan a una implantación de marcapasos definitivo (MPD) que oscila entre el de 3-36%. La tasa de CoreValve de 9-36% es mayor que la reportada por Edwards Lifescience 3-12%[12].

Con la aparición de las prótesis TAVI de nueva generación, casi todas las complicaciones mayores han disminuido significativamente. Sin embargo, la aparición de bloqueo AV completo con necesidad de implante de MPD se ha mantenido en torno al 10% [10].

Un aspecto destacable es la significativa variabilidad en la tasa de implante de MP aun utilizando la misma válvula. Igualmente, en un análisis de las indicaciones del implante, en el 66% de los implantes de MP había indicación absoluta, mientras que en el 34% de los implantes la indicación era «profiláctica». Se ha apuntado al bloqueo AV completo súbito tras el procedimiento de TAVI como causa de muertes súbitas de origen no aclarado ocurridas durante el seguimiento. Este riesgo justificaría el implante del MP aun sin indicación absoluta [15].

La etiopatogenia es por traumatismo del nodo auriculoventricular. La aposición sobre el haz de His de la estructura metálica de la válvula protésica es el mecanismo de lesión más probable.

Múltiples trabajos se han ocupado de identificar y han descrito un elevado número de factores predictivos, como ocurre con el grosor del septo, así se describe una tasa muy baja de implante de MP con grosor del septo >13 mm, mientras que con septos <13 mm, la tasa puede llegar hasta el 44% [3].

Algunos factores predisponentes de complicaciones de TCAV tras TAVI, son:

- Sexo, edad avanzada, enfermedad coronaria.

- Longitud del septo membranoso, volumen y distribución del calcio, dimensiones del tracto de salida del VI.
- Bloqueo de rama derecha del haz de His previo (BRDHH), BAV de primer grado previo, QRS prolongado.
- Tipo de prótesis, tamaño de prótesis, modo de implante, profundidad de implante, grado de sobre-dimensionamiento, necesidad de pre o postdilatación y tamaño del balón elegido.

De todos esos factores, los más relevantes son: la presencia de BRDHH previo, el tipo de válvula utilizada y la profundidad del implante. La existencia de BRDHH es uno de los predictores más potentes de TCAV tras el implante, y en estos casos la necesidad de MP es superior al 60% [9,10].

Respecto al tipo de válvula implantada, aunque no hay estudios aleatorizados que comparen SAPIEN® y CoreValve®, los datos de estudios observacionales demuestran que el uso de CoreValve® confiere un riesgo aumentado de aparición de TCAV y de implante de MPD [13].

Aunque no hay evidencia definitiva de una relación causal entre la profundidad del implante y la aparición de nuevos TCAV, hay numerosos estudios que lo indican [9]. Observaron que una penetración protésica en el tracto de salida del VI >12 mm y el contacto de la prótesis con el septo en más del 90% de la diástole se asocian con la aparición de nuevos TCAV [13].

Importante es prestar atención a algunas estrategias para ajustar al máximo la profundidad de implante; la prótesis debe implantarse lo más enrasada posible al anillo aórtico, pero evitando que esa prótesis pueda saltar y migrar hacia aorta pudiendo tapar la salida de las coronarias o dejando una gran fuga paravalvular.

Para las prótesis balón-expandibles como la Sapiens 3 Edwards, también se está cambiando la técnica de implante, favoreciendo un implante más alto y consiguiendo una disminución significativa en la aparición de BRIHH o en la necesidad de implante de marcapasos.

Para las prótesis autoexpandibles, cada vez se está utilizando más la técnica de "Cusp overlap" porque la proyección co-planar, proyección LAO-CRAN, favorece un implante más profundo.

Podemos cambiar a una proyección RAO-CAUD ("*Cusp-overlap view*"). Esta proyección tiene algunas ventajas:

- Nos permite asegurar la profundidad del implante a nivel del SNC para conseguir mayor enrasado de la prótesis, sin penetrar demasiado en el TSVI

- Nos da una visión del TSVI más alargado.

- Nos corrige el "paralax" de la marca circular del sistema de liberación de las prótesis Evolut

- Vemos mejor la posición de la guía de soporte en el interior del VI

- El catéter de liberación aparece más vertical.

La utilización sistemática de esta técnica de "cusp overlap"con prótesis autoexpandibles, ha conseguido disminuir la incidencia de necesidad de MP por debajo del 8 % [16].

Vamos a poder actuar:

1. Si la válvula no tiene excesivo calcio, intentar un implante directo sin pre-dilatación.

2. Si hemos de realizar predilatación, vamos a utilizar un tamaño de balón que coincida con la medida menor del anillo aórtico obtenida en el TAC

3. Vamos a utilizar prótesis con menor fuerza radial (Acurate neo, Portico/Navitor, Evolut, Sapiens...) si no existe demasiado calcio

5. Vamos a elegir bien el tamaño de prótesis y el grado de sobredimensionamiento ("oversizing") teniendo en cuenta que lo que realmente necesitamos es una prótesis que cubra adecuadamente el orificio

6. Vamos a elegir una profundidad de implante alta: para las prótesis autoexpandibles muy recomendable utilizar la técnica de "cusp overlap".

7. Solo realizaremos post-dilatación si realmente es necesario, y elegiremos un balón de tamaño igual o menor al diámetro medio del anillo, y el inflado será el mínimo necesario.

La mayoría de los TCAV ocurren durante la valvuloplastia previa al implante y durante la expansión de la prótesis.

Tanto o más importante es conocer hasta cuándo se puede producir un TCAV que precise implante de MPD, ya que la ausencia de TCAV inmediatamente tras el TAVI no excluye la posibilidad de aparición de trastornos tardíos[14,15,16].

Otro aspecto relevante es el momento en que se implanta el MP y sus complicaciones; autores [15] analizaron este aspecto y concluyeron que implantar el MP el mismo día que la válvula es seguro y no se acompaña de un aumento en la tasa de complicaciones respecto a hacerlo de forma diferida.

Para aquellos pacientes en los cuales aparece de novo un BRIHH tras el implante, no existe una recomendación clara de cómo proceder, sí que existe un cierto consenso en que, aquellos pacientes con nuevo BRIHH prolongado más de 24 horas con QRS > 150 ms o PR > 240 ms tendrán un riesgo aumentado de BAV completo. En esos casos, realizar un estudio electrofisiológico, la monitorización prolongada en hospital o el implante profiláctico de marcapasos, podría estar justificado.

No existe un consenso claro, acerca de cual es el pronóstico vital y funcional de aquellos pacientes que quedan con un nuevo BRIHH o que han necesitado marcapasos. Buellesfeld et al. [15] analizaron el posible impacto del implante de un MP en la evolución clínica y no ven influencia en la mortalidad.

2. Complicaciones vasculares y del punto de acceso

Los eventos vasculares del sitio de acceso representan la complicación más frecuente asociada a TAVI [17,18,19,20]. El registro del estudio SOURCE y PARTNER B (SAPIEN) reportó una tasa de complicaciones vasculares de 17.9 y 16.2% respectivamente [17]. Registros europeos más recientes presentan tasas inferiores, en torno al 3%. y menor mortalidad [21,22,23].

El TAVI precisa del uso de introductores vasculares de gran tamaño (16-22 Fr), que a menudo han de avanzar por un árbol arterial ateromatoso, tortuoso y calcificado. Esto, unido a la necesidad ocasional de reposicionar o recapturar la prótesis y las maniobras y dispositivos destinados a la hemostasia del punto de acceso, hace que las complicaciones vasculares sean frecuentes. Las complicaciones vasculares son importantes por el impacto que tienen en el pronóstico del paciente.

Actualmente en España el acceso percutáneo es el más frecuente, por encima del 90% de los pacientes sometidos a TAVI con prótesis CoreValve y cerca del 60% de los pacientes a los que se implanta la prótesis de Edwards. Siguiendo las recomendaciones de los criterios del VARC [3], Las complicaciones vasculares se describen en la tabla II [3, 19], y se clasifican en mayores y menores.

Complicaciones vasculares mayores:

- Disección de aorta torácica, rotura aórtica, rotura del anillo, perforación del VI, seudoaneurisma

- Daño vascular en lugar de acceso (disección, estenosis, perforación, rotura, fístula, pseudoaneurisma, hematoma, daño irreversible de un nervio, síndrome compartimental, fallo del dispositivo hemostático) que desencadenan la muerte del paciente, sangrado mayor o con riesgo vital, isquemia visceral o daño neurológico

- Intervención endovascular o quirúrgica asociada a muerte, sangrado mayor, isquemia visceral o daño neurológico

- Isquemia en extremidad inferior homolateral a la intervención

- Daño nervioso en relación con el lugar de acceso, sea irreversible o que requiera cirugía

- Embolización distal (no cerebral) que requiere cirugía o amputación o que produce daño irreversible

Complicaciones vasculares menores:

- Daño vascular en el lugar de acceso que no conduce a la muerte, sangrado mayor o con riesgo vital, isquemia visceral o daño neurológico
- Embolización distal tratada con embolectomía o trombectomía que no requiera cirugía
- Fallo del cierre percutáneo que requiera otra intervención diferente de la compresión manual o tratamiento con balón endovascular
- Intervención endovascular o quirúrgica que no cumpla criterios de complicación mayor

Las complicaciones vasculares mayores tras TAVI transfemoral se asocian con más sangrado y necesidad de transfusión y con un incremento de hasta 4 veces en la mortalidad a los 30 días. Las complicaciones vasculares menores, sin embargo, no parece que influyan en el pronóstico.

El sexo femenino, la presencia de importante calcificación femoral o enfermedad vascular periférica, la tortuosidad vascular, la experiencia del operador, diámetros femorales menores y una relación tamaño del introductor/arteria femoral>1,05 son algunos de los predictores de complicaciones vasculares mayores [17,18,19].

Las adecuadas selección y valoración anatómica del paciente y una técnica cuidadosa de punción ecoguiada y hemostasia pueden ayudar a prevenir estas complicaciones. El uso de la TC para la valoración del acceso, la mejora en el diseño de los dispositivos, que han pasado de requerir 22-24 Fr de diámetro a los actuales de 16-18 Fr y el desarrollo de nuevas vías de acceso como la subclavia y la transaórtica han contribuido a disminuir las complicaciones vasculares.

El tratamiento de las complicaciones vasculares va desde la hemostasia manual hasta la reparación quirúrgica urgente. En la práctica, la mayoría de estas complicaciones se solucionan con hemostasia prolongada y el uso de un balón oclusivo o de un stent cubierto [19].

3. Regurgitación residual

Otra de las complicaciones frecuentes es la insuficiencia aórtica post implante. Los datos disponibles para ambos tipos de prótesis reportan una tasa comparable de insuficiencia aórtica, de leve a moderada, en alrededor de 70%. La regurgitación de grado ≥ 2, la frecuencia está entre el 10-20% y regurgitación severa en un 2.3% [24,25,26]. La insuficiencia residual moderada o grave conlleva un incremento en la mortalidad total. El impacto de la regurgitación leve es controvertido[26,27].

Es fundamental definir el sustrato fisiopatológico, dado que solo con este conocimiento se puede decidir una terapia adecuada. La insuficiencia aórtica severa debido a una implantación baja de la CoreValve de MedtronicTM puede ser corregida implantando una segunda válvula o reposicionandola [28]. Las fugas paravalvulares pueden ser tratadas en caso de ser muy severas con dispositivos de cierre.

Es preciso distinguir entre insuficiencia transvalvular y paravalvular[29]. La regurgitación transvalvular es muy infrecuente, debido a la interferencia de los catéteres o más raramente por daño de los velos, montaje inadecuado de la prótesis o inadecuada expansión que impida el cierre correcto de las comisuras. Más frecuente es la insuficiencia paravalvular, debida a una incompleta aposición de la prótesis sobre el anillo valvular, motivada por una selección inadecuada del tamaño valvular, mala expansión del dispositivo por calcificación importante de los velos o la raíz aórtica o la liberación en una posición subóptima.

La implantación baja de la prótesis, la subestimación del tamaño de la prótesis y la calcificación extensa del anillo son predictores de regurgitación residual post-TAVI. Prevenir la regurgitación, por lo tanto, pasa por una minuciosa valoración anatómica de la raíz aórtica mediante técnicas tridimensionales (TC, ETE 3D), para determinar con exactitud el tamaño del anillo aórtico, y por una técnica cuidadosa para optimizar la altura del implante y la expansión de la prótesis.

El tratamiento de la regurgitación post-TAVI depende de la gravedad, la tolerancia hemodinámica y el mecanismo de la insuficiencia [29]. Si el principal problema es una mala aposición de la prótesis, bien por subexpansión o por calcificación del anillo, la sobredilatación con balón puede ser efectiva. Si el mecanismo de la regurgitación es un implante de la prótesis demasiado alto o bajo, suele ser necesario implantar una segunda prótesis, lo que habitualmente soluciona el problema [28].

En los últimos años, los dispositivos utilizados para el TAVI se han sometido a mejoras de diseño, tanto en la válvula como en el sistema de liberación, para mejorar el control del sitio de implante y perfeccionar la aposición de la prótesis sobre el anillo. Estas mejoras, unidas al uso de la TC para determinar el tamaño óptimo del dispositivo que se va a implantar, han contribuido a reducir la incidencia de regurgitación paravalvular. [25,29].

4. Accidente cerebrovascular

El accidente cerebrovascular (ACV) quizá sea la complicación más temida del TAVI, ya que, aunque no es muy frecuente, tiene un importante impacto en la supervivencia y la calidad de vida del paciente [30,31,32].

El procedimiento de TAVI precisa el avance de catéteres de gran tamaño y la manipulación de la válvula aórtica degenerada, en la que se suele realizar valvuloplastia con balón sobre una valvula calcificada antes de implantar la prótesis sobre ella. En ocasiones, se añaden maniobras para reposicionar o recapturar la prótesis, sobredilataciones con balón o intentos repetidos de implante. Todo lo anterior puede favorecer la embolización de material ateromatoso a los troncos supraaórticos. Por técnicas de imagen se ha podido comprobar que la embolización cerebral asintomática es la norma en el procedimiento de TAVI, con tasas entre el 68 y el 84% de los pacientes. Afortunadamente, la prevalencia de daño neurológico clínico es mucho menor. Aunque la mayoría de los eventos son precoces (primeras 24 h)[32,33].

La tasa reportada de accidentes cerebrovasculares (ACV) asociados a TAVI es de 2-10%. El estudio SOURCE mostró una tasa de ACV de 2.4% y el PARTNER B de un 5% [32]. Diversos factores se han asociado con mayor riesgo de ACV durante el procedimiento, de los cuales probablemente los más importantes sean un área valvular aórtica menor y la presencia de ateromatosis aortocarotídea. La posdilatación de la prótesis y los intentos múltiples de implante también se han relacionado con un riesgo aumentado de ACV. El ACV en el TAVI se relaciona con un riesgo de muerte al menos 3 veces mayor y en los pacientes supervivientes a menudo persisten secuelas discapacitantes [33].

La prevención del ACV en el TAVI se basa en la combinación de terapia antitrombótica y minimizar la agresión vascular y valvular durante el procedimiento. Se están desarrollando diversos dispositivos de protección embólica que son aparentemente seguros, pero su eficacia en la prevención del ACV está por determinar. Se plantea el uso de Aspirina y Plavix entre 1-3 meses [33].

5. Insuficiencia renal

La insuficiencia renal (IR) aguda post-TAVI es una importante complicación por el gran impacto que tiene en la mortalidad. La aparición de IR post-TAVI es multifactorial, en relación con la edad, hipertensión, diabetes mellitus y enfermedad vascular de los pacientes, periodos de hipotensión durante el procedimiento, ateroembolia por el uso de catéteres y toxicidad por contraste [34,35].

Se estima una incidencia de IR tras TAVI del 7-28% de los pacientes. En el ensayo PARTNER precisaron diálisis el 1% de los pacientes inoperables y el 3% de los de alto riesgo [36]. Estudios más recientes que utilizan los criterios del VARC estiman la tasa general de daño renal entre el 10-20%, y la tasa de daño renal de grados 2-3 en un 4-8% [26,37]. Un 1,5-5% de los pacientes requieren diálisis.

La hipertensión arterial, las complicaciones vasculares, el sangrado tras la intervención y la transfusión se han relacionado con mayor riesgo de deterioro de la función renal post-TAVI. La cantidad de contraste administrado, sin embargo, no parece ser determinante, y la función renal basal ha sido predictora en algunos estudios, pero no en otros.

La prevención del daño renal post-TAVI se basa en las medidas habituales utilizadas en procedimientos intervencionistas: mantener la perfusión renal con adecuada presión arterial, hidratación, evitar la anemia, controlar la cantidad de contraste, etc [34,35].

El daño renal agudo post-TAVI aumenta el riesgo de muerte al menos al doble. La mortalidad intrahospitalaria de los pacientes con daño renal agudo oscila entre el 20 y el 50%[34,35].

En la tabla III se detalla la prevalencia de las principales complicaciones del implante TAVI en distintos estudios [19].

Otras complicaciones menos frecuentes

6. Perforación cardiaca

La perforación cardiaca puede ocurrir tanto en el ventrículo derecho por la colocación del cable de marcapasos como en el ventrículo izquierdo por la utilización de guías de alto soporte y los catéteres necesarios para el implante. La aparición de hipotensión durante el procedimiento o en los días siguientes debe motivar la sospecha de derrame pericárdico. El taponamiento cardiaco se produce en el 2% de los TAVI. El drenaje pericárdico suele solucionar el problema, aunque, ocasionalmente, puede precisar la reparación quirúrgica. El uso de guías de alto soporte especialmente diseñadas para TAVI, el manejo cuidadoso y la retirada precoz del electrodo del marcapasos pueden contribuir a prevenir la perforación cardiaca [37].

7. Rotura del anillo o de la raíz aórtica

Es una complicación muy rara, menos del 1%, pero muy grave, difícil de resolver y con una mortalidad superior al 50% [38].

Es una complicación poco predecible y, además, en ocasiones no es riesgo-dependiente.

La ruptura de la zona de implante puede ocurrir:

- Durante la valvuloplastia pre-implante

- Durante el despliegue e implante de la prótesis

- Durante la valvuloplastia post-implante

Se relaciona con calcificación extensa y circunferencial del tracto de salida ventricular izquierdo, del anillo aórtico y de la raíz aórtica y con el uso de balones o prótesis de mayor tamaño que el real [38].

Factores predisponentes:

- Tipo de prótesis: especialmente las balón-expandibles
- Sobredimensionamiento > 20%
- Calcificación severa del anillo – sobre todo si es una calcificación circunferencial -, raíz de aorta y especialmente, calcificación en el tracto de salida del VI
- Raíz aórtica o Tracto de salida de VI muy estrechos
- Pacientes de sexo femenino y edad avanzada
- Pacientes frágiles, como por ejemplo, aquellos que han tomado corticoides de forma crónica o han sido irradiados.

La ruptura de la zona de implante puede localizarse a diferentes niveles, lo más frecuente (> 65% de los casos) es que la ruptura aparezca a nivel subanular.

La complicación de ruptura se acompaña de gran inestabilidad hemodinámica intraprocedimiento, y necesidad de cirugía urgente o emergente. En raras ocasiones, la ruptura queda contenida en forma de pseudoaneurisma que, aunque puede darnos más tiempo, habitualmente también va a requerir una cirugía urgente.

Estrategias para minimizar la posibilidad de ruptura de la zona de implante:

1. Es fundamental un estudio de imagen TC para definir perfectamente la anatomía de la válvula, de la raíz de aorta y del TSVI, así como caracterizar el grado de calcificación y patrón de distribución del mismo.

2. Utilizar prótesis autoexpandibles en escenarios de gran calcificación del TSVI

3. Evitar el sobredimensionamiento excesivo.

8. Oclusión coronaria

La oclusión coronaria tras TAVI es una complicación infrecuente (< 1%), pero con consecuencias muy graves y se asocia con una mortalidad a 30 días de hasta el 41%.

Suele producirse por desplazamiento del velo coronario nativo sobre el *ostium* coronario al implantar la prótesis (70%), o durante la predilatación o posdilatación, y se produce sobre la coronaria izquierda en el 80% de los casos [39]. Es más frecuente en pacientes con salida baja de las arterias coronarias, aorta sinusal estrecha, mujeres y pacientes más ancianos. El riesgo parece ser mayor también en los procedimientos de *valve-in-valve* por bioprótesis degenerada y en los pacientes tratados con prótesis Edwards. Las manifestaciones clínicas suelen ser inmediatas, con hipotensión grave, arritmias ventriculares y frecuentemente parada cardiaca.

Para los pacientes con mayor riesgo de obstrucción, se puede indicar de forma preventiva la colocación de una guía coronaria durante el procedimiento y/o el uso de prótesis reposicionables. El tratamiento indicado es la desobstrucción urgente mediante angioplastia coronaria, aunque en algunos casos con prótesis autoexpandible se ha resuelto retirando la prótesis con un lazo. Las adecuadas valoración y selección anatómica, evitando especialmente los casos que combinan una salida muy baja del ostium coronario y una aorta sinusal estrecha, son la mejor estrategia de prevención [39].

9. Mortalidad precoz

Los resultados del estudio PARTNER [36] muestran una mortalidad a 30 días del 6,4% de la cohorte inoperable y el 3,4% del grupo de alto riesgo. Estas tasas de mortalidad no han podido reproducirse en los grandes registros que muestran la «práctica real» en Europa, donde la mortalidad a 30 días oscila entre el 5 y el 10% en la mayoría de las series [37].

10. La embolización de la prótesis

La embolización de la prótesis es una complicación infrecuente y grave. En ocasiones se produce un desplazamiento de la prótesis hacia el tracto de salida del VI que puede condicionar una insuficiencia mitral por restricción de la valva mitral anterior. El desplazamiento hacia la aorta puede causar oclusión de los ostium coronarios y, como consecuencia, disfunción ventricular. También es importante valorar la raíz aórtica, ya que podría haber aumentado de grosor por un hematoma intramural aórtico o una disección aórtica. La aparición súbita de derrame pericárdico debe alertar de una posible perforación ventricular o aórtica, mediante ETE se puede confirmar e incluso ubicar el origen de la perforación.

11. Necesidad de cirugía cardiaca emergente durante los procedimientos TAVI

La incidencia de la necesidad de cirugía cardiaca emergente durante los procedimientos TAVI ha ido disminuyendo progresivamente a lo largo de los años a medida que han mejorado los dispositivos de liberación y el diseño de las prótesis, la experiencia de los operadores, la calidad de las técnicas de imagen y el nivel de detalle y medición de la planificación.

En los últimos años, esa incidencia se ha mantenido estable en torno al 0,7-1 % [37].

Las complicaciones que más frecuentemente han precisado de cirugía cardiaca emergente han sido, ordenadas de mayor a menor:

- Perforación del ventrículo izquierdo con taponamiento agudo: 31 %

- Ruptura de la zona de implante: 21 %

- Embolización /migración de la prótesis: 13 %

- Disección aórtica: 12 %

- Perforación del VD por electrocatéter: 6,6 %

- Obstrucción coronaria: 5,2 %

El pronóstico vital de esas complicaciones que han requerido cirugía cardiaca emergente ha sido muy malo, con una mortalidad del 25% intraprocedimiento, casi del 50% durante el ingreso hospitalario y hasta de un 78% al año.

Las complicaciones con mayor mortalidad han sido:

- Ruptura de la zona de implante: 62 %
- Obstrucción coronaria: 54 %
- Disección aórtica: 52 %
- Perforación de pared ventricular izquierda: 50 %

En los últimos tiempos se ha abierto el debate de si es estrictamente necesario tener un equipo de cirugía cardiaco “on site“ y preparado para cualquier complicación que requiera cirugía emergente. Este debate se ha complicado aún más por el hecho de que actualmente, muchos pacientes referidos para TAVI son de riesgo intermedio o bajo para cirugía, o de edad no muy avanzada.

Existen algunos trabajos que no han mostrado diferencias significativas en mortalidad, entre centros con o sin cirugía in situ durante los procedimientos transcatéter.

Las guidelines de las Sociedades cardiológicas Europeas y Americanas, y los numerosos documentos de consenso elaborados para el manejo de los procedimientos TAVI, coinciden en señalar como de vital importancia, dos elementos clave:

- Un verdadero Heart-Team multidisciplinar donde pueda decidirse de forma colegiada cual es la mejor opción terapéutica para cada paciente y marcar la estrategia y planificación del procedimiento.

- La presencia “on site“ de un equipo de cirugía cardiaca preparado para intentar rescatar a esos pacientes que presentan complicaciones muy graves y potencialmente letales.

Conclusiones

La EA degenerativa es la patología valvular más frecuente en la población mayor de 65 años, con una incidencia de 2-7%. Actualmente el implante de TAVI se está transformando en una terapia estándar en pacientes sintomáticos con EA. La selección cuidadosa y responsable de los pacientes, infraestructura de alta calidad, entrenamiento y acreditación formal, colaboración multidisciplinaria y la concentración de la experiencia son fundamentales para un pronóstico óptimo y una disminución de las posibles complicaciones.

Las complicaciones del TAVI son frecuentes y a menudo graves, por lo que es fundamental conocer los factores predisponentes y las mejores estrategias de prevención y tratamiento de las mismas.

Responsabilidades éticas

Este trabajo no ha comportado experimentación en animales, ni en el mismo intervienen pacientes, es sólo de revisión. Todos los datos mostrados en las figuras y tablas incluidas en el manuscrito se recogen en el apartado de resultados y las conclusiones.

BIBLIOGRAFIA

1. Cribier, H. Etchaninoff, A, Bash et al A Percutaneous transcatheter implantation of an aortic valve prosthesis for calcific aortic stenosis: first human case description. Circulation. 2002Dec10;106(24):3006-8.
doi: 10.1161/01.cir.0000047200.36165.b8
2. R. Scarsini, G. De Maria, J Joseph et al. Impact of Complications During Transfemoral Transcatheter Aortic Valve Replacement: How Can They Be Avoided and Managed?. J Am Heart Assoc. 2019 Sep 17;8(18):e013801.E.Gutiérrez, R. Angulo, J. Elízaga, F. Fernández-Avilés.¿Se está controlando las complicaciones del TAVI?. Rev Española de Cardiología, Vol 15, N° S3 pg 36-43. http://dx.doi.org /10.1016/S1131-3587(15)30022-4 | Medline
3. A.P. Kappetein, S.J. Head, P. Genereux, N. Piazza, N.M. Van Mieghem, E.H. Blackstone, *et al.* Updated standardized endpoint definitions for transcatheter aortic valve implantation: The Valve Academic Research Consortium-2 consensus document Eur Heart J,33 (2012), pp. 2403-2418
http://dx.doi.org/10.1093/eurheartj/ehs255
4. Gutierrez, P. Avanzas, P. Solla. Valoración geriátrica integral de pacientes mayores con estenosis aórtica grave: utilidad en la detección de problemas y planificación de intervenciones. Rev Española de cardiologia Vol 73, n° 4 (2020), pg 336-8
5. Evangelista, T González-Alujas, H. Cuellar y L. Gutiérrez Papel de las técnicas de imagen en el TAVI. ¿La técnica utilizada influye en los resultados? Rev Esp Cardiol Supl. 2015; 15(C) :10-16
6. H. Jilaihawi, M. Kashif, G. Fontana, A. Furugen, T. Shiota, G. Friede, *et al.* Cross-sectional computed tomographic assessment improves accuracy of aortic annular sizing for transcatheter aortic valve replacement and reduces the incidence of paravalvular aortic regurgitation. J Am Coll Cardiol, 59 (2012), pp. 1275-1286 http://dx.doi.org/10.1016/j.jacc.2011.11.045 | Medline
7. A.B. Willson, J.G. Webb, T.M. Labounty, S. Achenbach, R. Moss, M. Wheeler, *et al.* 3-dimensional aortic annular assessment by multidetector computed tomography predicts moderate or severe paravalvular regurgitation after transcatheter aortic valve replacement: A multicenter retrospective analysis.J Am Coll Cardiol, 59 (2012), pp. 1287-1294. http://dx.doi.org/10.1016/j.jacc.2011.12.015 | Medline
8. C. Da Silva, A. Sahlen, R. Winter, M. Back, A. Ruck, M. Settergren, *et al.* Prosthesis-patient mismatch after transcatheter aortic valve implantation: Impact of

2D-transthoracic echocardiography versus 3D-transesophageal echocardiography. Int J Cardiovasc Imaging, 30 (2014), pp. 1549-1557 http://dx.doi.org/10.1007/s10554-014-0510-0 | Medline

9. C. Morís· J M. Rubín· Trastornos de la conducción y válvula aórtica transcatéter. ¿Tienen relevancia clínica o son solo una leve complicación? Rev. Española de Cardiología, Vol 66, nº 9, pg 692-694. http://dx.doi.org/10.1016/j.recesp.2013.05.007
10. Muñoz Garcia AJ, Muñoz Garcia E, Alonso_Briales JH, Hernandez-Garcia J. Trastornos de la conducción auriculoventricular tras el implante valvular aórtico transcatéter. Rev Esp Cardiol. Vol 15 S3 , pg 44-48 DOI: 10.1016/S1131-3587(15)30023-6
11. G. Latsios, U. Gerckens, L. Buellesfeld, R. Mueller, D. John, S. Yuecel, *et al.* «Device landing zone» calcification, assessed by MSCT, as a predictive factor for pacemaker implantation after TAVI. Catheter Cardiovasc Interv, 76 (2010), pp. 431-439.http://dx.doi.org/10.1002/ccd.22563 | Medline
12. S. Garlos Caorsi· P. Cristian Baeza· . Estenosis aórtica: Implante de prótesis valvular aórtica transcatéter (TAVI) en el adulto mayor. Rev Clinica Medica. Vol 23, Nº 1, pg 49-56 http://dx.doi.org/: 10.1016/S0716-8640(12)70273-0
13. C. Almería, A. De Agustín, R. Hernández-Antolín, E. García, L. Pérez de Isla, C. Fernández, *et al.* Trastornos de conducción auriculoventricular tras implantación de prótesis aórtica CoreValve®. Papel predictivo de la ecocardiografía transesofágica. Rev Esp Cardiol 64 (2011) pp.1202-1206. http://dx.doi.org/10.1016/j.recesp.2011.08.013
14. P. Houthuizen, L.A. Van Garsse, T.T. Poels, P. De Jaegere, R.M. Van der Boon, B.M. Swinkels, *et al.* Left bundle-branch block induced by transcatheter aortic valve implantation increases risk of death. Circulation, 126 (2012), pp. 720-728 http://dx.doi.org/10.1161/CIRCULATIONAHA.112.101055 | Medline
15. L. Buellesfeld, S. Stortecky, D. Heg, S. Hausen, R. Mueller, P. Wernaweser, *et al.* Impact of permanent pacemaker implantation on clinical outcome among patients undergoing transcatheter aortic valve implantation. J Am Coll Cardiol, 60 (2012), pp. 493-501. http://dx.doi.org/10.1016/j.jacc.2012.03.054 | Medline
16. Pascual I, Almendarez M, Avanzas P, Alvarez R, Arboine A et. La técnica de superposición de cúspides en TAVI con dispositivo autoexpandible optimiza la profundidad del implante y reduce la necesidad de marcapasos permanente. Rev Esp Cardiol Vol 75 nº 5 (2022), pp 412-420 DOI: 10.1016/j.recesp.2021.05.014
17. P. Genereux, J.G. Webb, L.G. Svensson, S.K. Kodali, L.F. Satler, W.F. Fearon, *et al.* Vascular complications after transcatheter aortic valve replacement: Insights

from the PARTNER (placement of aortic transcatheter valve) trial. J Am Coll Cardiol, 60 (2012), pp. 1043-1052. http://dx.doi.org/10.1016/j.jacc.2012.07.003 | Medline

18. Gutierrez, P. Avanzas, P. Solla. Valoración geriátrica integral de pacientes mayores con estenosis aórtica grave: utilidad en la detección de problemas y planificación de intervenciones. Rev Española de cardiologia Vol 73, nº 4, pg 336-8

19. Gutierrez E., Angulo R., Elízaga J., Fernandez-Avilés F. ¿Se está controlando las complicaciones del TAVI? Rev Esp Cardiol. 2015;15 (S3): 36-43.

20. S. Stortecky, P. Wenaweser, N. Diehm, T. Pilgrim, C. Huber, A.B. Rosskopf, *et al.* Percutaneous management of vascular complications in patients undergoing transcatheter aortic valve implantation. JACC Cardiovasc Interv, 5 (2012), pp. 515-524. http://dx.doi.org/10.1016/j.jcin.2012.01.021 | Medline

21. N.E. Moat, P. Ludman, M.A. De Belder, B. Bridgewater, A.D. Cunningham, C.P. Young, *et al.*Long-term outcomes after transcatheter aortic valve implantation in high-risk patients with severe aortic stenosis: The U.K TAVI (United Kingdom Transcatheter Aortic Valve Implantation) Registry. J Am Coll Cardiol, 58 (2011), pp. 2130-2138. http://dx.doi.org/10.1016/j.jacc.2011.08.050 | Medline

22. C. Di Mario, H. Eltchaninoff, N. Moat, J. Goicolea, G.P. Ussia, P. Kala, *et al.* The 2011-12 pilot European SENTINEL registry of transcatheter aortic valve implantation: In-hospital results in 4,571 patients. EuroIntervention, 8 (2013), pp. 1362-1371. http://dx.doi.org/10.4244/EIJV8I12A209 | Medline

23. M. Gilard, H. Eltchaninoff, B. Iung, P. Donzeau-Gouge, K. Chevreul, J. Fajadet, *et al.* Registry of transcatheter aortic-valve implantation in high-risk patients. N Engl J Med, 366 (2012), pp. 1705-1715. http://dx.doi.org/10.1056/NEJMoa1114705

24. M. Sabaté, S. Cánovas, E. García, R. Hernández Antolín, L. Maroto, J.M. Hernández, *et al.* Predictores de mortalidad hospitalaria y a medio plazo tras el reemplazo valvular aórtico transcatéter: datos del registro nacional TAVI 2010-2011. Rev Esp Cardiol, 66 (2013), pp. 949-958. http://dx.doi.org/10.1016/j.rec.2013.07.003

25. G. Athappan, E. Patvardhan, E.M. Tuzcu, L.G. Svensson, P.A. Lemos, C. Fraccaro, *et al.* Incidence, predictors, and outcomes of aortic regurgitation after transcatheter aortic valve replacement: Meta-analysis and systematic review of literature. J Am Coll Cardiol, 61 (2013), pp. 1585-1595. http://dx.doi.org/10.1016/j.jacc.2013.01.047 | Medline

26. E. Van Belle, F. Juthier, S. Susen, A. Vincentelli, B. Iung, J. Dallongeville, *et al.* Postprocedural aortic regurgitation in balloon-expandable and self-expandable transcatheter aortic valve replacement procedures: Analysis of predictors and

impact on long-term mortality: Insights from the FRANCE2 registry. Circulation, 129 (2014), pp. 1415-1427http://dx.doi.org/10.1161/ | Medline

27. C.W. Hamm, H. Mollmann, D. Holzhey, A. Beckmann, C. Veit, H.R. Figulla, *et al.* The German Aortic Valve Registry (GARY): In-hospital outcome. Eur Heart J, 35 (2014), pp. 1588-1598. http://dx.doi.org/10.1093/eurheartj/eht381 | Medline

28. A. Lemos, F. Saia, J. Mariani, C. Marrozzini, A.E. Filho, L.J. Kajita, *et al.* Residual aortic regurgitation is a major determinant of late mortality after transcatheter aortic valve implantation. Int J Cardiol, 157 (2012), pp. 288-289 http://dx.doi.org/10.1016/j.ijcard.2012.03.099 | Medline

29. U. Gerckens, G. Latsios, R. Mueller, L. Buellesfeld, D. John, S. Yuecel, *et al.* Procedural and mid-term results in patients with aortic stenosis treated with implantation of 2 (in-series) CoreValve prostheses in 1 procedure. JACC Cardiovasc Interv, 3 (2010), pp. 244-250

30. J.M. Sinning, M. Vasa-Nicotera, D. Chin, C. Hammerstingl, A. Ghanem, J. Bence, *et al.* Evaluation and management of paravalvular aortic regurgitation after transcatheter aortic valve replacement. J Am Coll Cardiol, 62 (2013), pp. 11-20. http://dx.doi.org/10.1016/j.jacc.2013.02.088

31. H. Eggebrecht, A. Schmermund, T. Voigtlander, P. Kahlert, R. Erbel, R.H. Mehta. Risk of stroke after transcatheter aortic valve implantation (TAVI): A meta-analysis of 10,037 published patients. EuroIntervention, 8 (2012), pp. 129-138. http://dx.doi.org/10.4244/EIJV8I1A20

32. T.A. Fairbairn, A.N. Mather, P. Bijsterveld, G. Worthy, S. Currie, A.J. Goddard, *et al.* Diffusion-weighted MRI determined cerebral embolic infarction following transcatheter aortic valve implantation: Assessment of predictive risk factors and the relationship to subsequent health status. Heart, 98 (2012), pp. 18-23. http://dx.doi.org/10.1136/heartjnl-2011-300065 | Medline

33. D.C. Miller, E.H. Blackstone, M.J. Mack, L.G. Svensson, S.K. Kodali, S. Kapadia, *et al.* Transcatheter (TAVR) versus surgical (AVR) aortic valve replacement: Occurrence, hazard, risk factors, and consequences of neurologic events in the PARTNER trial. J Thorac Cardiovasc Surg, 143 (2012), pp. 832-843. http://dx.doi.org/10.1016/j.jtcvs.2012.01.055

34. S. Stortecky, S. Windecker, T. Pilgrim, D. Heg, L. Buellesfeld, A.A. Khattab, *et al.* Cerebrovascular accidents complicating transcatheter aortic valve implantation: Frequency, timing and impact on outcomes. EuroIntervention, 8 (2012), pp. 62-70. http://dx.doi.org/10.4244/EIJV8I1A11 | Medline

35. M. Barbanti, A. Latib, C. Sgroi, C. Fiorina, M. De Carlo, F. Bedogni, *et al.* Acute kidney injury after transcatheter aortic valve implantation with self-expanding

CoreValve prosthesis: Results from a large multicentre Italian research project. EuroIntervention, 10 (2014), pp. 133-140. http://dx.doi.org/10.4244/EIJV10I1A20
36. W.Y. Kong, G. Yong, A. Irish. Incidence, risk factors and prognosis of acute kidney injury valve implantation after transcatheter aortic. Nephrology (Carlton), 17 (2012), pp. 445-451
37. M.J. Mack, M.B. Leon, C.R. Smith, *et al.* 5-year outcomes of transcatheter aortic valve replacement or surgical aortic valve replacement for high surgical risk patients with aortic stenosis (PARTNER 1): a randomised controlled trial. Lancet, 385 (2015), pp. 2477-2484. http://dx.doi.org/10.1016/S0140-6736(15)60308-7
38. S. Stortecky, L. Buellesfeld, P. Wenaweser, S. Windecker. Transcatheter aortic valve implantation: Prevention and management of complications. Heart (2012),pp. iv52-iv64
39. G. Schymik, M. Heimeshoff, P. Bramlage, R. Wondraschek, T. Suselbeck, J. Gerhardus, *et al.* Ruptures of the device landing zone in patients undergoing transcatheter aortic valve implantation: An analysis of TAVI Karlsruhe (TAVIK) patients. Clin Res Cardiol, 103 (2014), pp. 912-920. http://dx.doi.org/10.1007/s00392-014-0729-8 | Medline
40. H.B. Ribeiro, J.G. Webb, R.R. Makkar, M.G. Cohen, S.R. Kapadia, S. Kodali, *et al.* Predictive factors, management, and clinical outcomes of coronary obstruction following transcatheter aortic valve implantation: Insights from a large multicenter registry. J Am Coll Cardiol, 62 (2013), pp. 1552-1562. http://dx.doi.org/10.1016/j.jacc.2013.07.040 | Medline
41. R.G. Seipelt, G.G. Hanekop, F.A. Schoendube, W. Schillinger. Heart team approach for transcatheter aortic valve implantation procedures complicated by coronary artery occlusion. Interact Cardiovasc Thorac Surg, 14 (2012), pp. 431-433. http://dx.doi.org/10.1093/icvts/ivr136

TABLAS

Tabla I de abreviaturas y acrónimos

ACV, Accidente cerebro vascular
BRDHH, Bloqueo de rama derecha del haz de His
BRIHH, Bloqueo rama izquierda haz de Hiss
CHUC, Complejo Hospitalario Universitario de Canarias
EA/EAo, Estenosis aórtica
EKG, Electrocardiograma
ETT, Ecotranstorácico
FRANCE, Estudio no aleatorizado comparando AE vs BE,
Heart-Team, Equipo del corazón
LVOT, Obstrucción al tracto de salida del ventriculo izquierdo
MPD Marcapasos definitivo
MDCT, Tomografía computarizada multidetector
PARTNER, The Placement of Aortic TraNscatheter Valves
TAVI/TAVR, Prótesis válvular transcatéter
TCAV, Trastorno de conducción auriculo ventricular
TC/TAC, Tomografía computarizada
TSVI, Tracto de salida del ventriculo izquierdo
VARC, Valve Academic Research Consortium
VI, Ventrículo izquierdo

Table of abbreviations and acronyms

Stroke, cerebrovascular accident
RBBB, right bundle branch block
LBBB, left bundle branch block of His
CHUC, University Hospital Complex of the Canary Islands
AS/AS, Aortic stenosis
EKG, Electrocardiogram
TTE, echotransthoracic
FRANCE, Non-randomized study comparing AE vs BE,
Heart-Team, Team of the heart
LVOT, left ventricular outflow tract obstruction
MPD Definitive Pacemaker
MDCT, Multidetector Computed Tomography
PARTNER, The Placement of Aortic Transcatheter Valves
TAVI/TAVR, Transcatheter valve prosthesis
AVCT, atrioventricular conduction disorder
CT/CAT, Computed Tomography
LVOT, left ventricular outflow tract
VARC, Valve Academic Research Consortium
LV, left ventricle

Tabla II. Complicaciones vasculares según los criterios VARC [3,19].

Complicaciones vasculares mayores	**Complicaciones vasculares menores**
Disección de aorta torácica, rotura aórtica, rotura del anillo, perforación del VI, seudoaneurisma	Fallo del cierre percutáneo que requiera otra intervención diferente de la compresión manual o tratamiento con balón endovascular
Daño vascular en lugar de acceso (disección, estenosis, perforación, rotura, fístula, pseudoaneurisma, hematoma, daño irreversible de un nervio, síndrome compartimental, fallo del dispositivo hemostático) que desencadenan la muerte del paciente, sangrado mayor o con riesgo vital, isquemia visceral o daño neurológico	Daño vascular en el lugar de acceso que no conduce a la muerte, sangrado mayor o con riesgo vital, isquemia visceral o daño neurológico
Intervención endovascular o quirúrgica asociada a muerte, sangrado mayor, isquemia visceral o daño neurológico	Embolización distal tratada con embolectomía o trombectomía
Isquemia en extremidad inferior homolateral a la intervención	Intervención endovascular o quirúrgica que no cumpla criterios de complicación mayor
Daño nervioso en relación con el lugar de acceso, irreversible o que requiera cirugía	
Embolización distal (no cerebral) que requiere cirugía o amputación o que produce daño irreversible	

Tabla III. Prevalencia de las principales complicaciones del implante valvular aórtico transcatéter en distintos estudios clínicos [19].

Estudio	Años	Pacientes nº	Riesgo (%)	Complicaciones vasculares mayores (%)	Regurgitación residual (%)	ACV (%)	Mortalidad a 30 días (%)
PARTNER A	2007-2009	348	29,3	11,3	12,2	5,5	3,4
PARTNER B[4]	2007-2009	179	26,4	16,2	11,8	6,7	5,0
Canadá	2005-2009	339	9,8*	13,0	6,0	2,3	10,4
FRANCE-2	2010-2011	3.195	21,9	4,7	16,5	3,4	9,7
UK-TAVI	2007-2009	870	18,5	6,3	13,6	4,1	7,1
Iberoamericano	2007-2012	1.220	17,8	3,9	24,5	2,8	7,3
Registro Sentinel	2011-2012	4.572	20,2	3,1	9,0	1,8	7,4
US CoreValve	2011-2012	389	17,6	6,2	9,1	8,8	
Registro español	2010-2011	1.416	17,0	3,0	6,0	3,0	9,0
GARY TF	2011-2013	2.695	25,9	15,9	7,3	1,7	5,1
GARY TA	2011-2013	1.181	24,5	4,1	4,0	2,2	7,7

ACV: accidente cerebrovascular. *Riesgo según la escala de riesgo quirúrgico de la *Society of Thoracic Surgeons*. En los demás estudios, riesgo según EuroSCORE logístico.

www.ingramcontent.com/pod-product-compliance
Lightning Source LLC
LaVergne TN
LVHW022324200926
848481LV00004B/1425
* 9 7 9 8 8 9 9 6 6 0 4 0 5 *